Zur Geburt

alles Liebe

GROH

HERZLICHEN GLÜCKWUNSCH!

Das Warten hat nun endlich ein Ende.
Der kleine Schatz ist da und Eure Familie
ist um ein Mitglied reicher.

WILLKOMMEN, KLEINER SONNENSCHEIN!

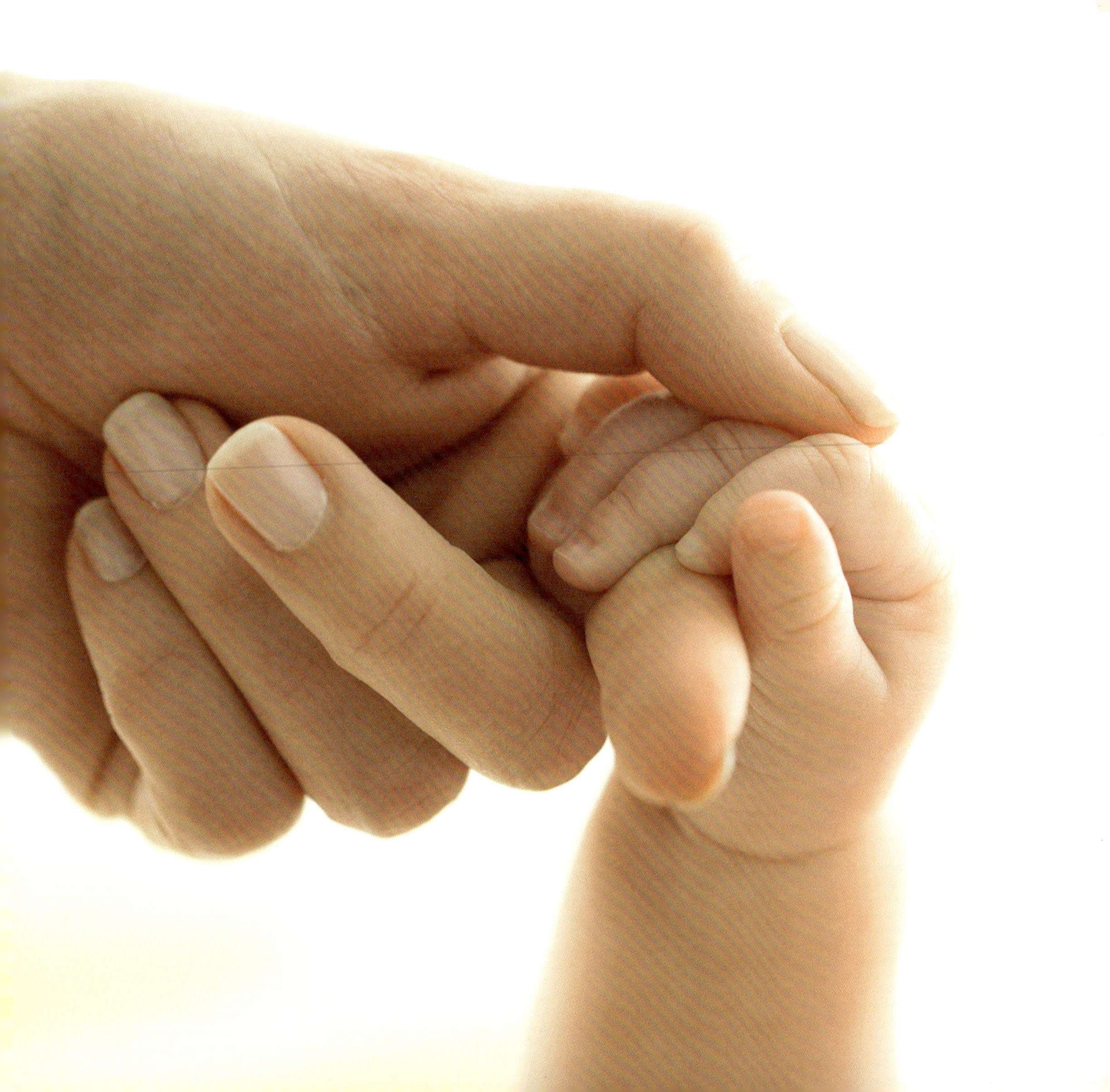

DIE anstrengende Geburt liegt nun hinter dir und deinen Eltern. Jetzt könnt ihr euch erstmal erholen und eingewöhnen. Deine Eltern helfen dir mit viel Liebe dabei, dich in der Welt zurechtzufinden. Du bist wie ein kleines Wunder für sie und machst sie sehr stolz und glücklich.

MIT JEDEM NEUGEBORENEN KIND
GEHT EINE KLEINE SONNE AUF.

IRMGARD ERATH

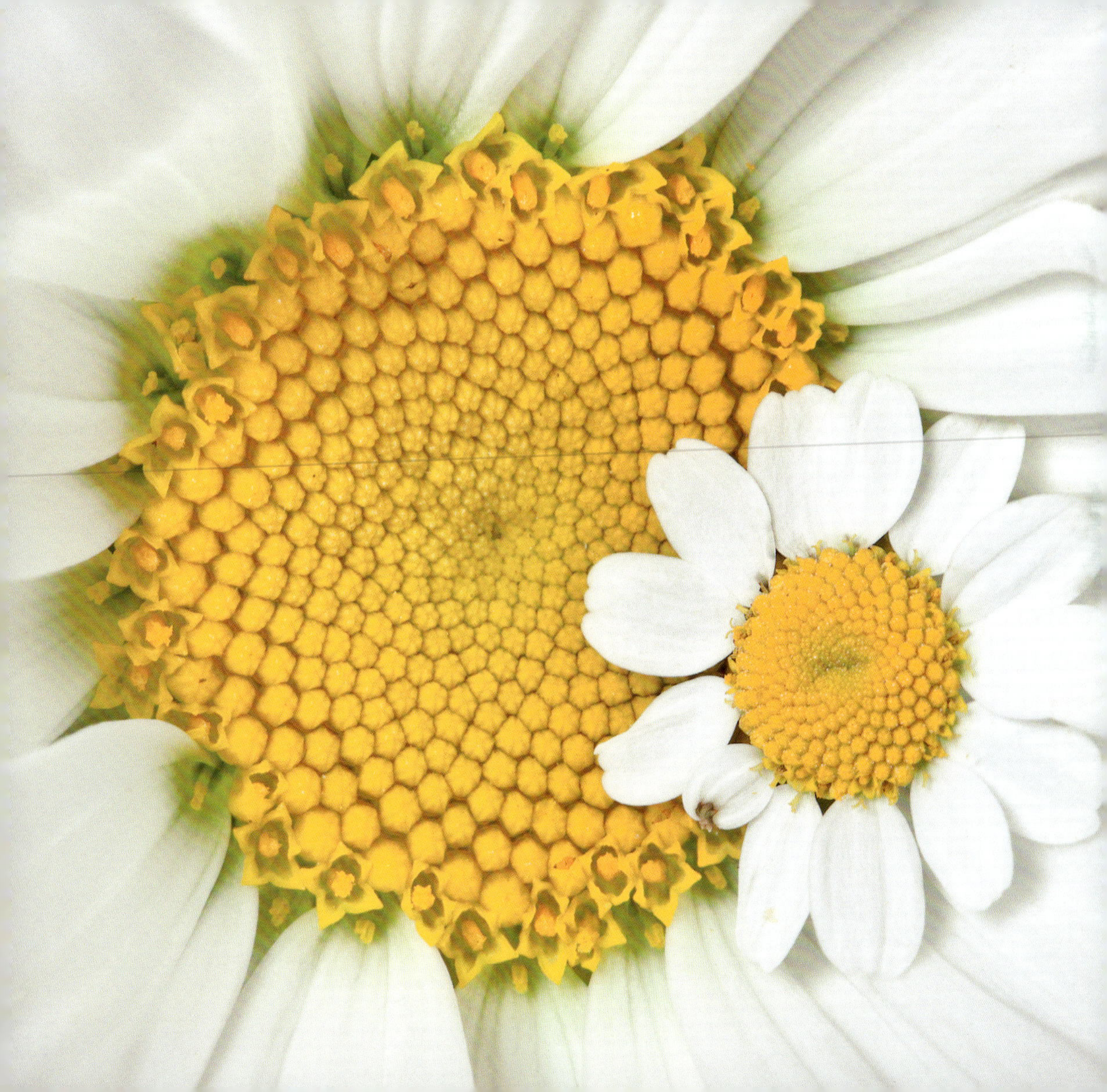

ICH WÜNSCHE DIR, kleiner Schatz, dass du dich gut entwickelst, immer gesund und munter bleibst und zu einem glücklichen, lebensfrohen Menschen mit starken Wurzeln heranwächst.

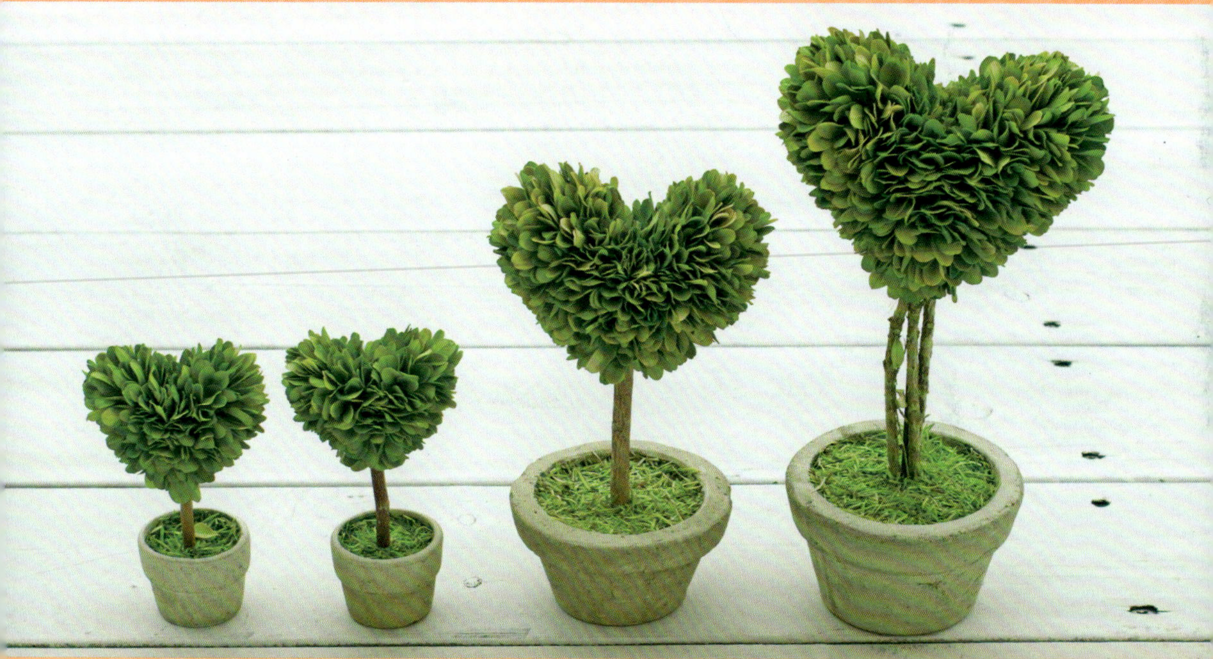

MOMENTAN bist du noch ganz auf deine Eltern angewiesen, die auf dich aufpassen und dir den Start ins Leben erleichtern.
Für deine Zukunft wünsche ich dir, dass du dich freischwimmst und zu einer selbstbewussten und starken Persönlichkeit wirst.

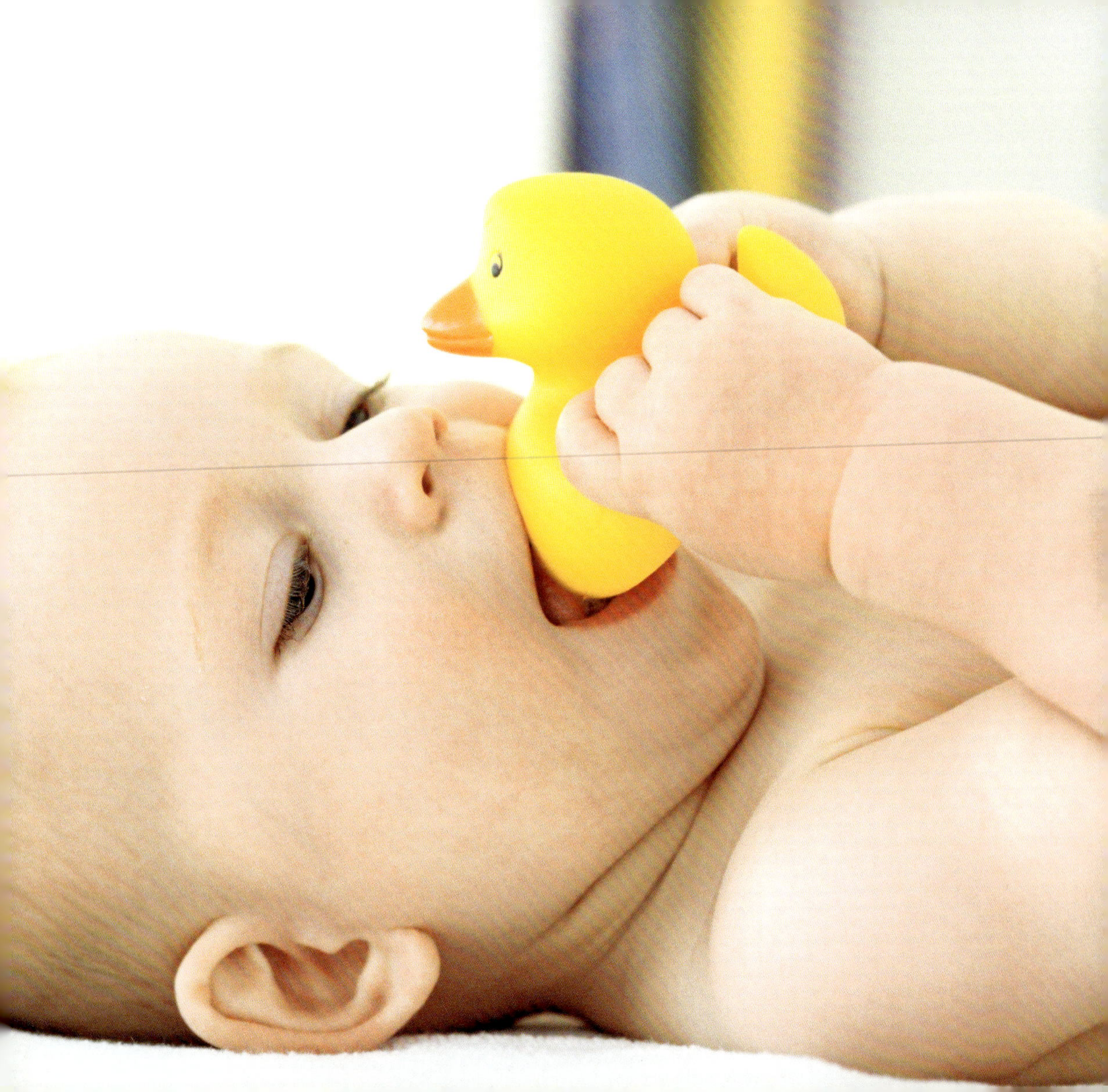

DIE WELT IST GROSS UND BUNT

und jeden Tag lernst du viele, spannende Dinge kennen, die du dir mit großen Augen ganz genau ansiehst. Dass du dir diese Neugierde bewahrst und mit offenen Augen durchs Leben gehst, das wünsche ich dir.

NEUGIER IST DER SCHNELLSTE LEHRER.

ERHARD BLANCK

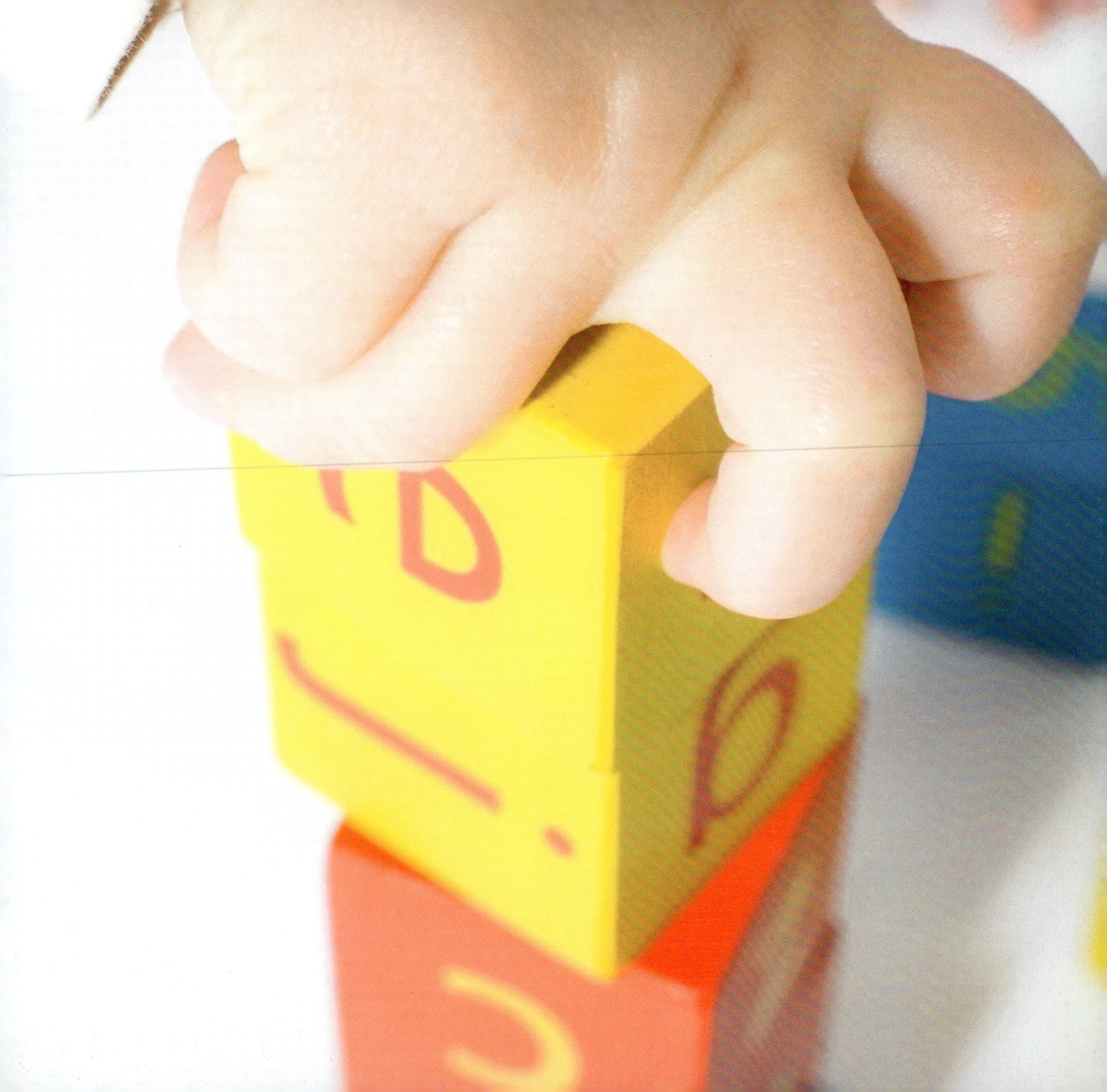

MANCHMAL forderst du deine Eltern ganz schön und hältst sie Tag und Nacht auf Trab. Dass sie dir viel Zeit und Geduld entgegenbringen, du ihnen aber auch ab und an ein wenig Ruhe und Entspannung gönnst, das wünsche ich euch von Herzen.

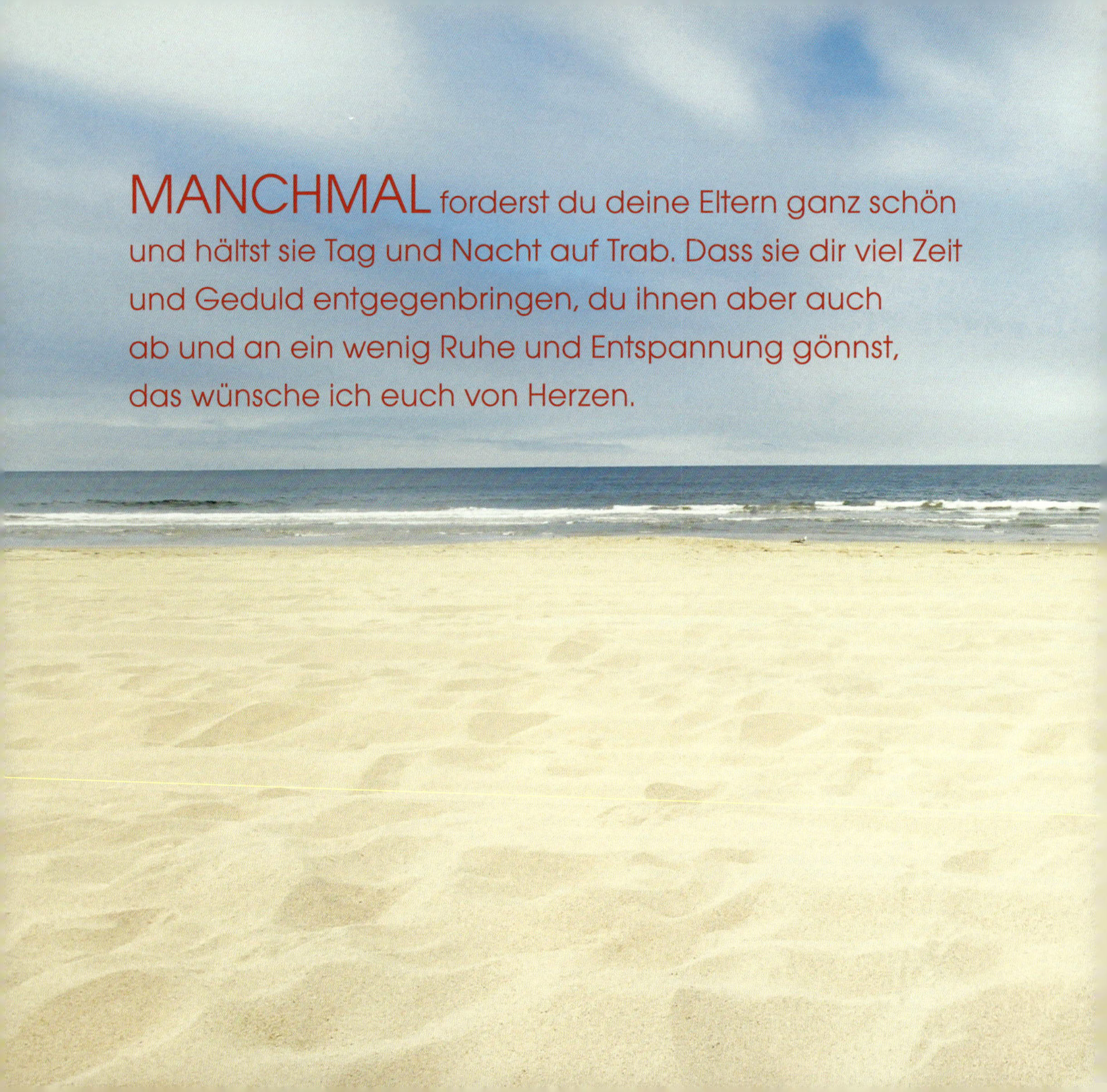

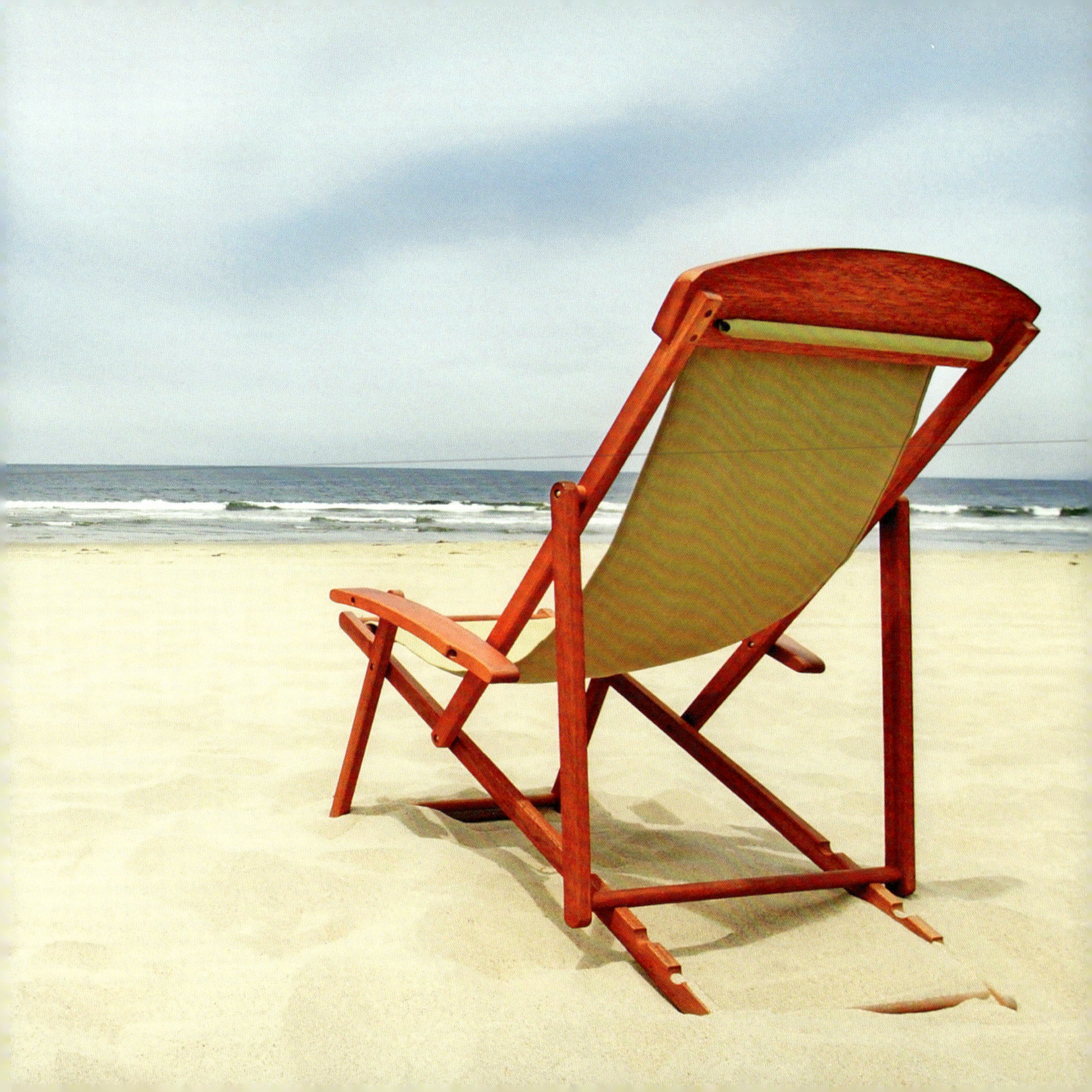

DU LIEBST ES, wenn man dich auf dem Arm herumträgt, dir leise ein Liedchen vorsingt und sich liebevoll um dich kümmert.

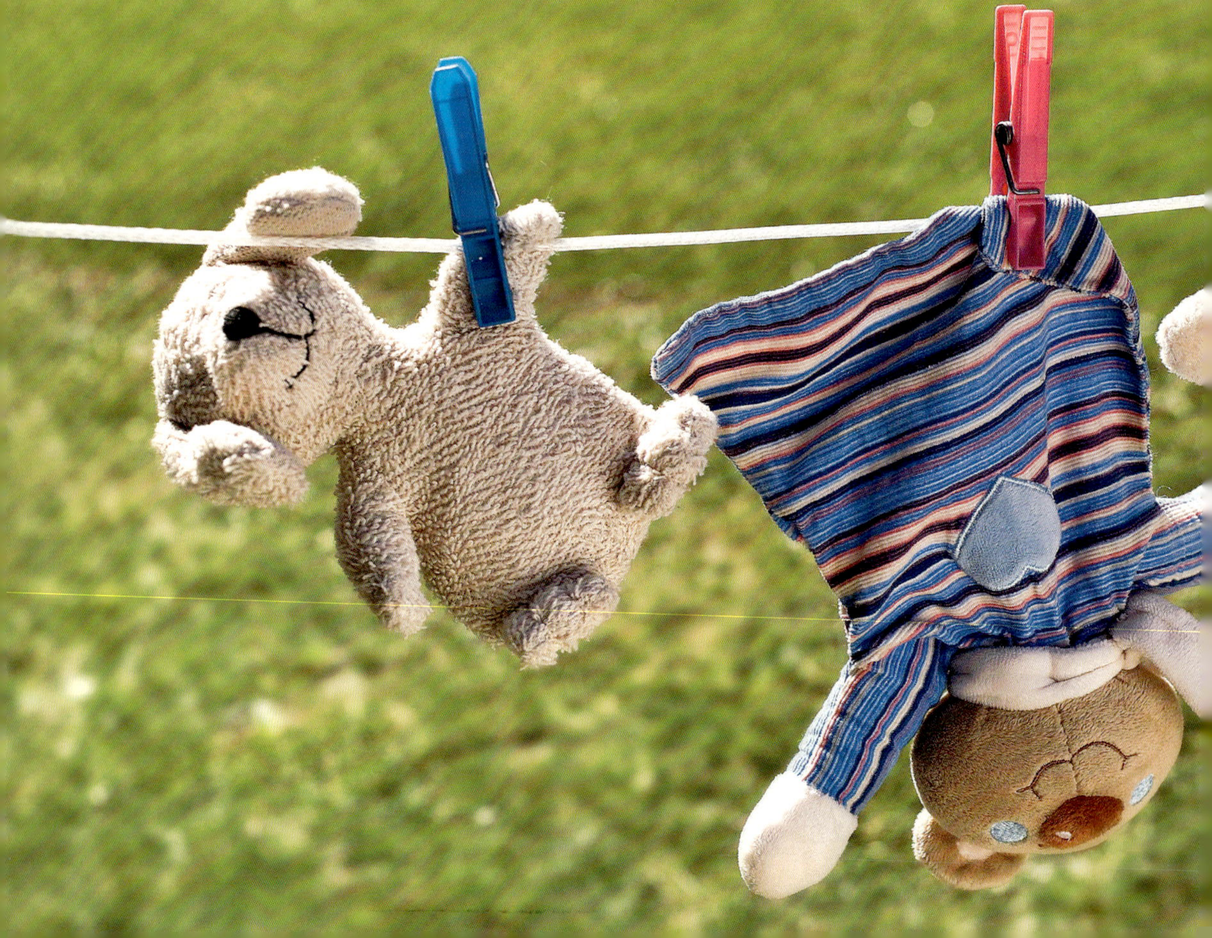

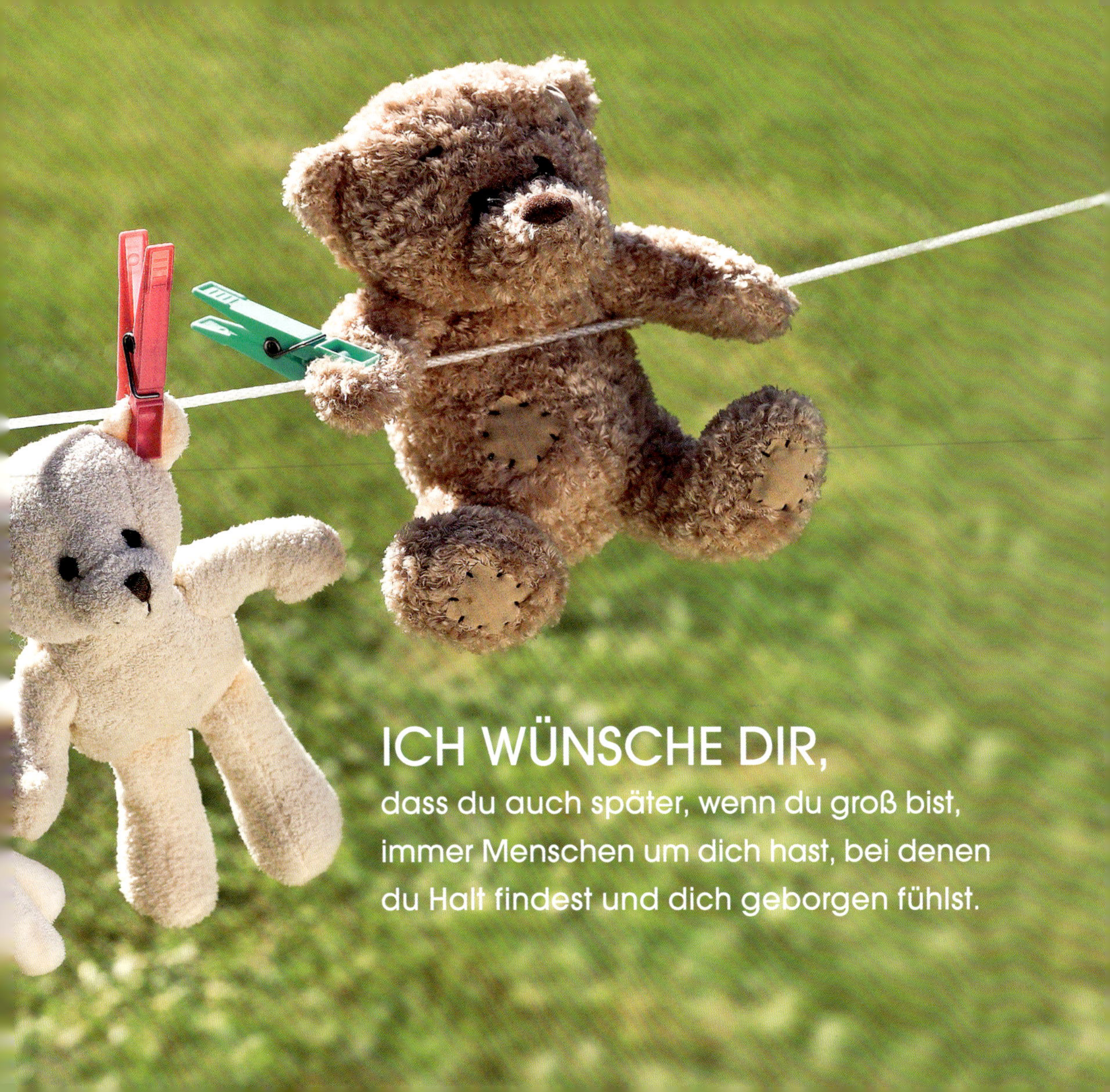

ICH WÜNSCHE DIR,

dass du auch später, wenn du groß bist,
immer Menschen um dich hast, bei denen
du Halt findest und dich geborgen fühlst.

ICH WÜNSCHE DIR die Fantasie und Kreativität, dein Leben so zu gestalten, wie es dir gefällt. Rot, blau, gelb oder grün – mit ein wenig Farbe wird es dir nie langweilig.

ALLES, WAS WIR MIT FANTASIE BETRACHTEN, WIRD BUNT.

THOMAS ROMANUS

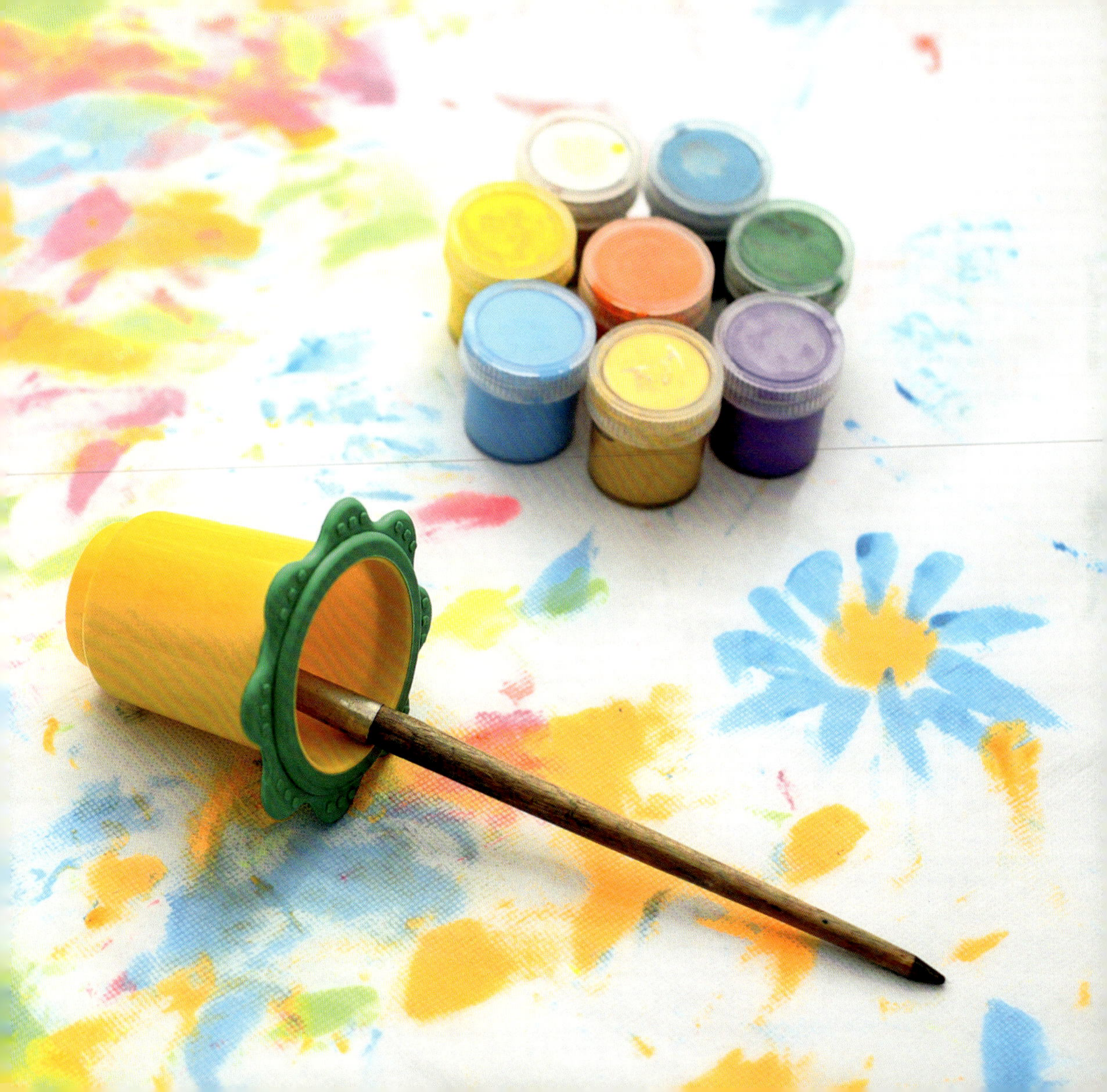

OBWOHL DU NOCH SO KLEIN BIST,

weißt du schon ganz genau, was du gerne magst.
Dass du dir auch in Zukunft die Fähigkeit behältst zu genießen,
das wünsche ich dir.

DIE KINDER KENNEN WEDER
VERGANGENHEIT NOCH ZUKUNFT,
SIE GENIESSEN DIE GEGENWART.

JEAN DE LA BRUYÈRE

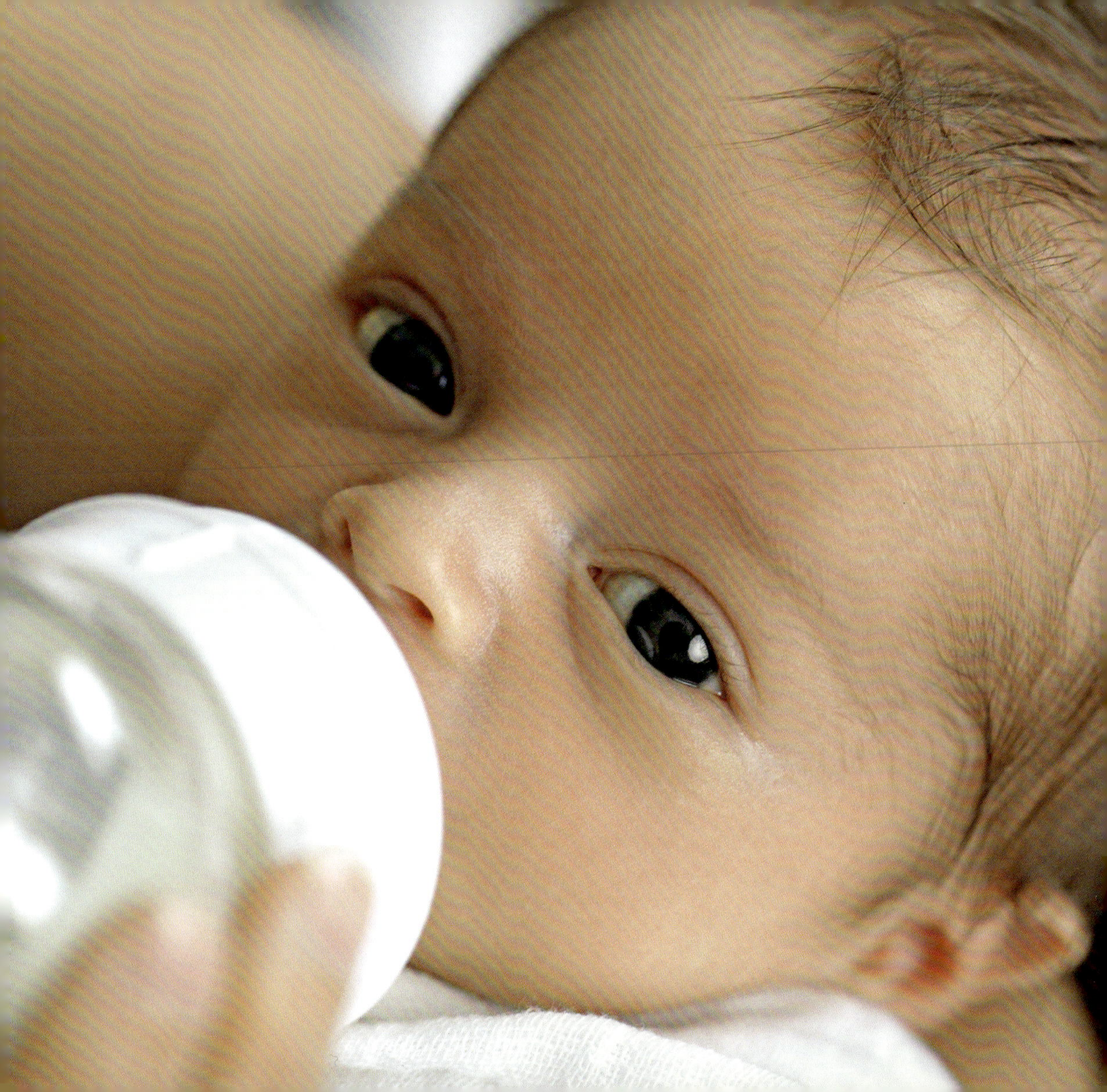

MANCHMAL ist groß werden gar nicht so leicht und man muss so manchen Stolperstein überwinden. Deine Eltern stehen dir dabei zur Seite und helfen dir immer wieder auf die Füße.
Dass du geduldig bleibst und deinen Weg beharrlich weitergehst, das wünsche ich dir von Herzen.

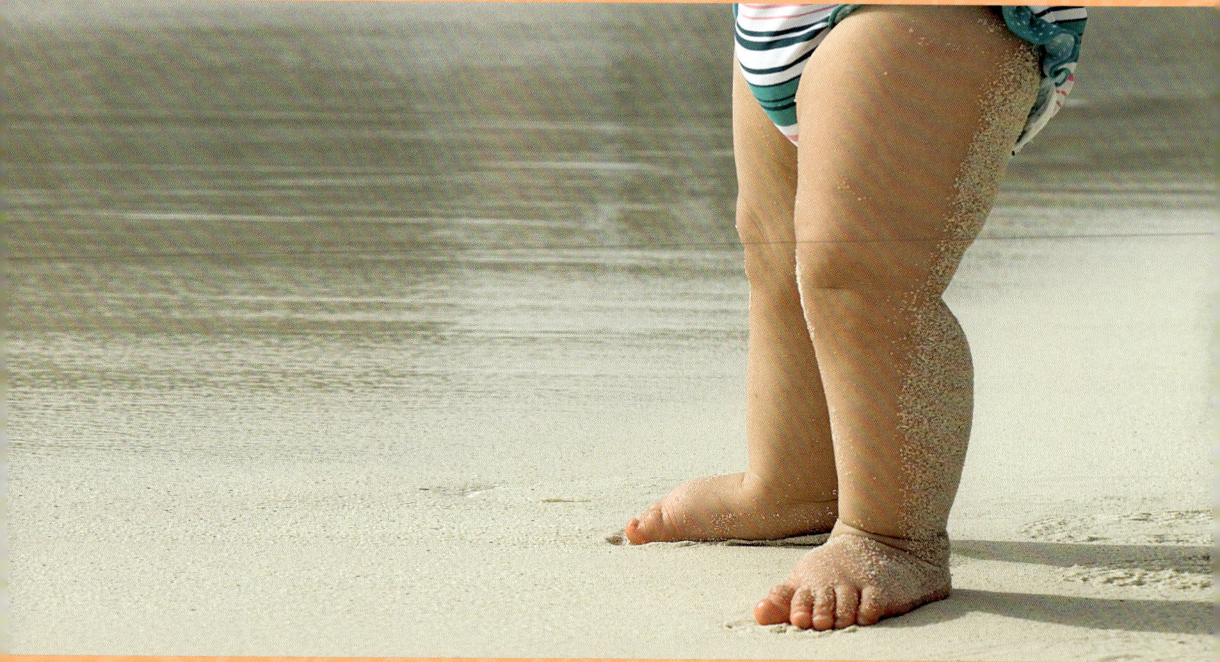

ICH WÜNSCHE DIR, dass du mit viel guter Laune und voll Optimismus durchs Leben gehst und dir bis ins hohe Alter einen Großteil deiner kindlichen Unbeschwertheit beibehältst.

EIN GROSSER MENSCH IST EINER,
DER SEIN KINDERHERZ BEWAHRT.

MONG DSI

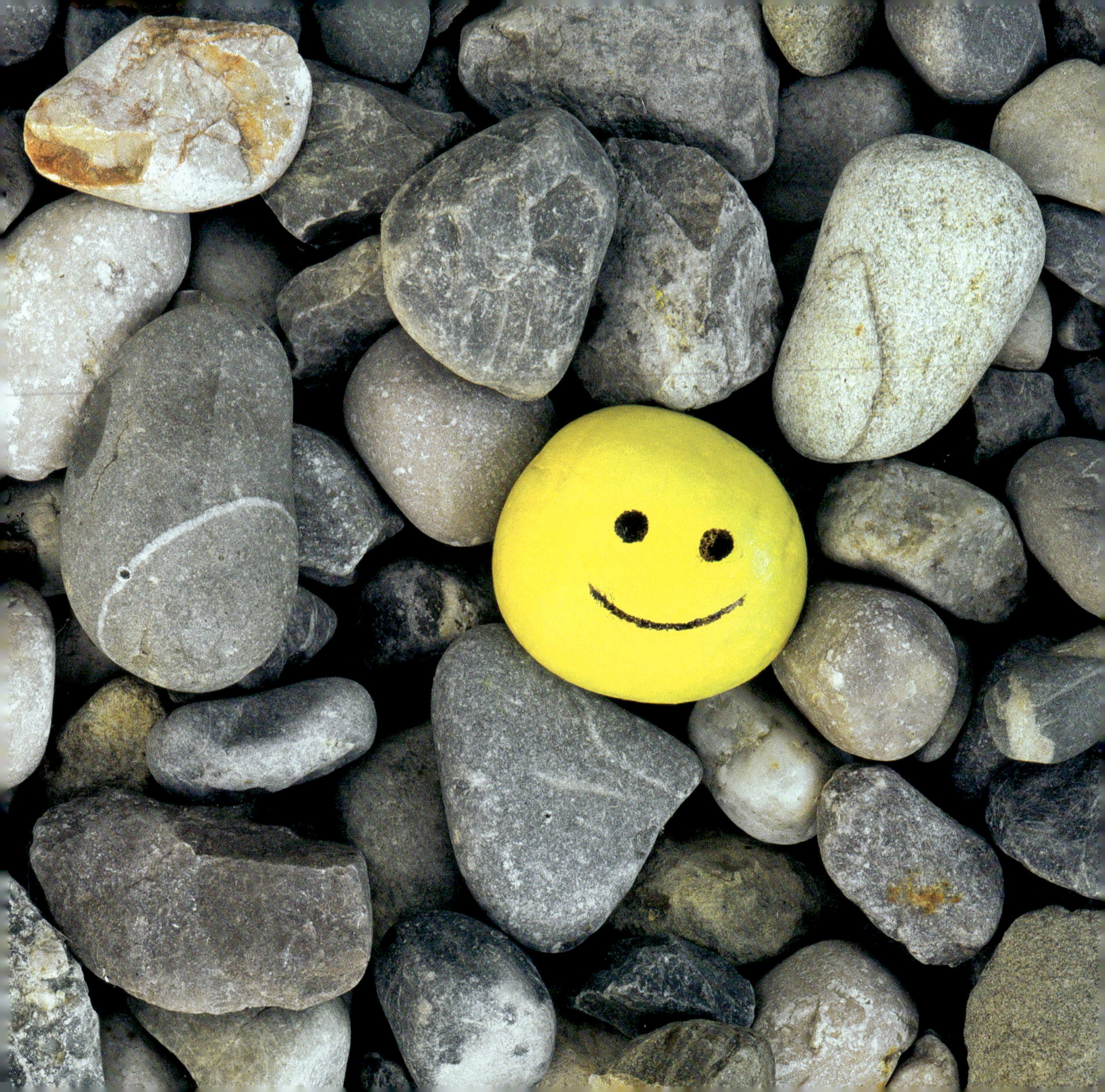

DEINE ELTERN haben dir ein kleines Nest gebaut, in dem du Schutz und Wärme findest und mit viel Liebe aufgezogen wirst. Ich wünsche dir, dass du, auch wenn du schon längst flügge geworden bist, immer wieder gerne in diese Geborgenheit zurückkehrst.

Wenn die Kinder klein sind, gib ihnen Wurzeln.
Wenn sie gross sind, gib ihnen Flügel.

Aus Asien

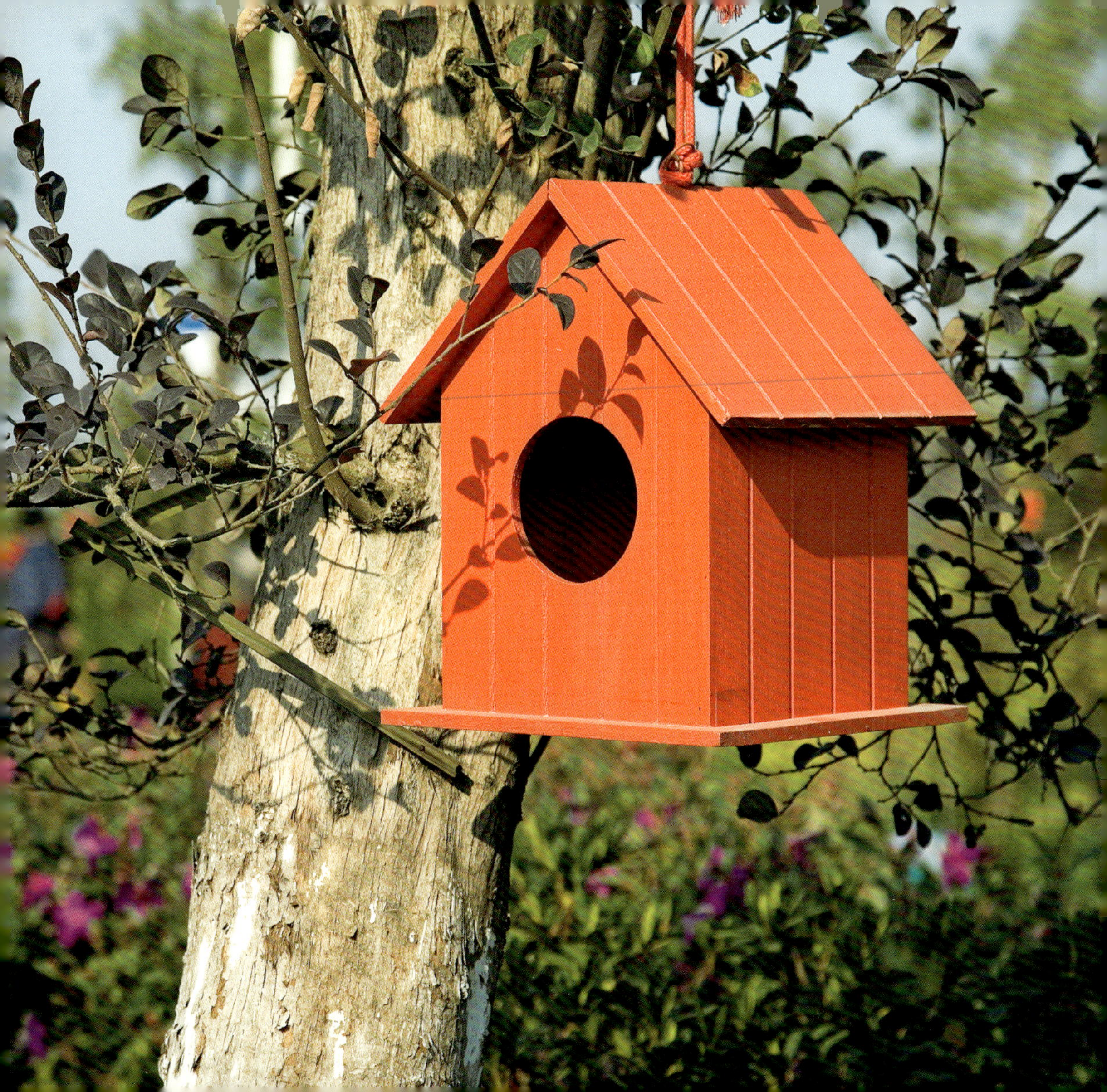

NOCH SCHLÄFST DU SEHR VIEL,

damit du dich gut entwickeln und all die neuen, aufregenden Erlebnisse im Schlaf verarbeiten kannst. Dass deine Eltern von dir lernen, sich auch mal eine kleine Auszeit zu gönnen, das wünsche ich euch von Herzen.

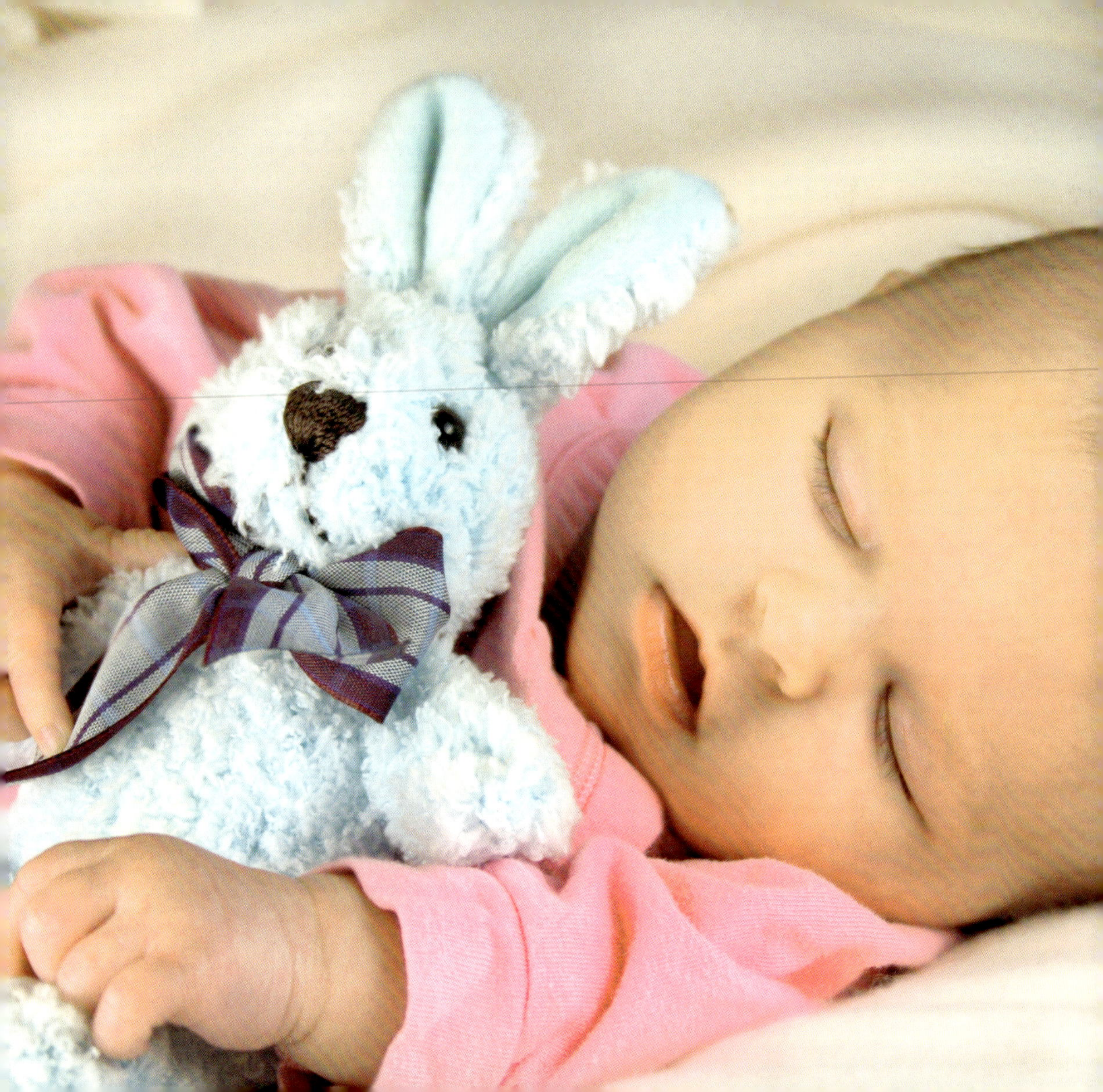

DAS LEBEN hält viele Überraschungen für dich bereit und hinter jeder Kurve wartet ein neuer Weg auf dich. Ich wünsche dir, dass du irgendwann deine ganz eigene Richtung einschlägst und den Kurs findest, der für dich am besten ist.

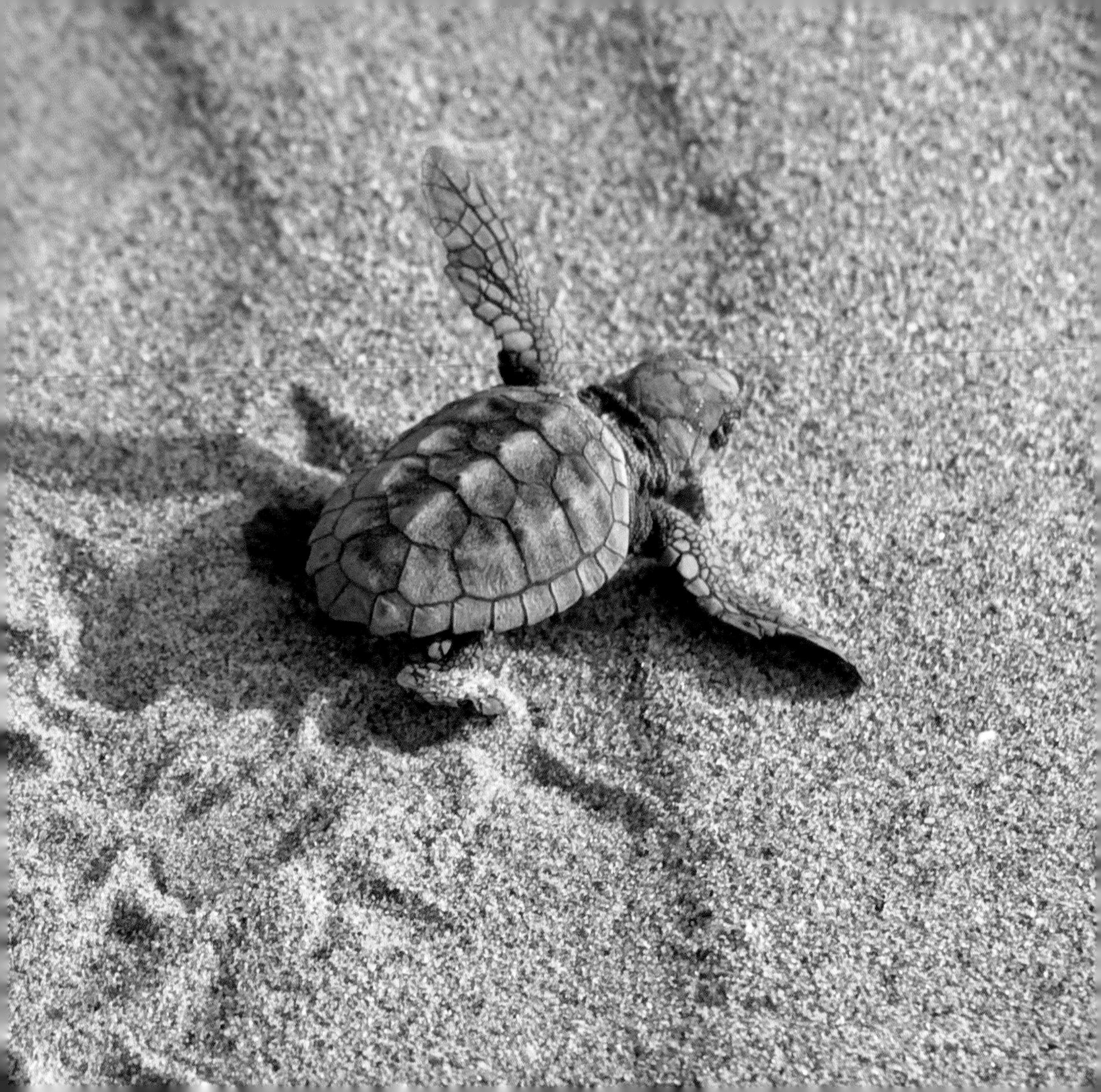

ICH WÜNSCHE DIR, dass du auf deinem Lebensweg vielen lieben Freunden begegnest, die mit dir durch dick und dünn gehen und auf die du dich immer verlassen kannst.

WAHRE FREUNDSCHAFTEN SIND EWIG.

CICERO

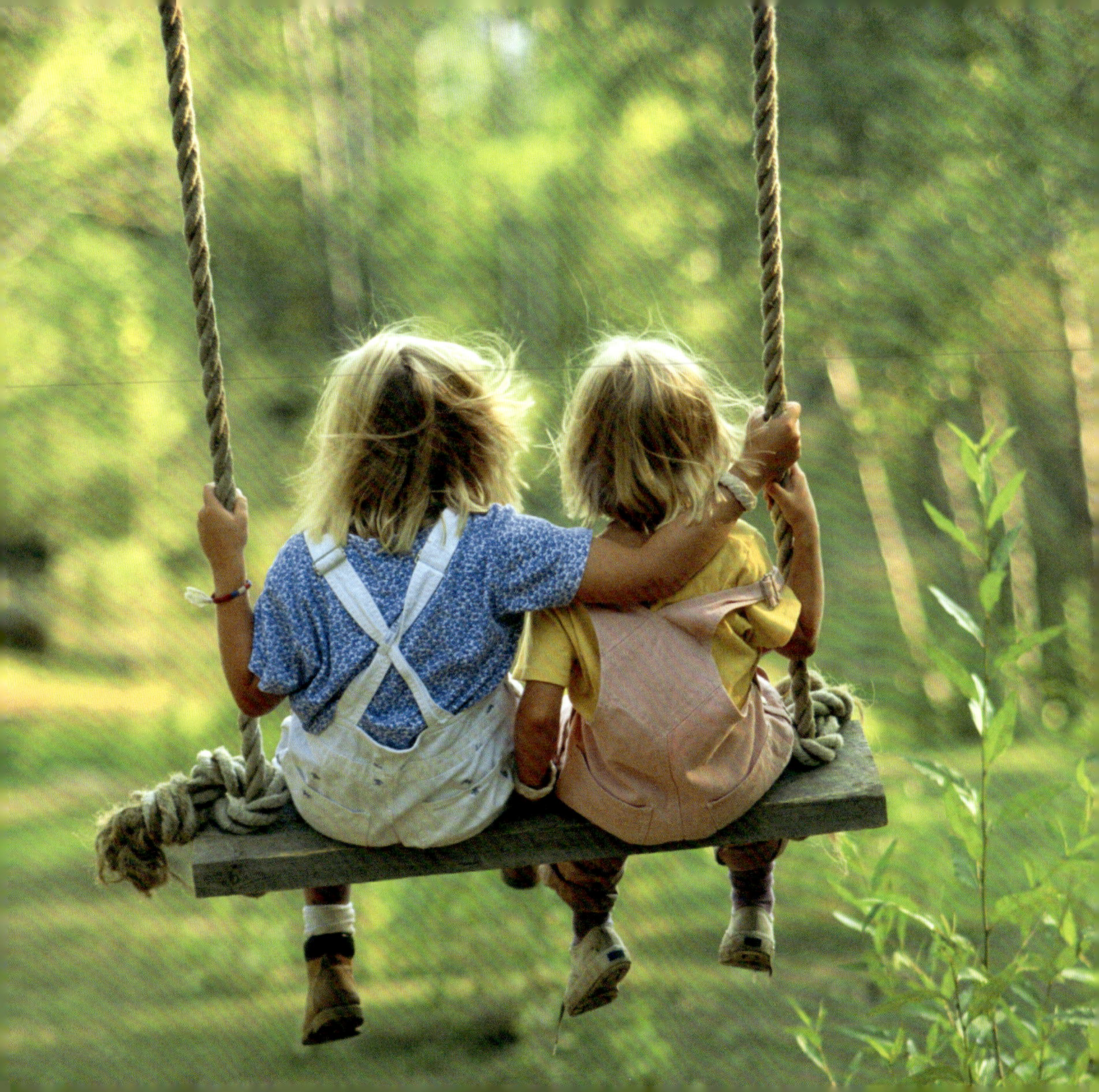

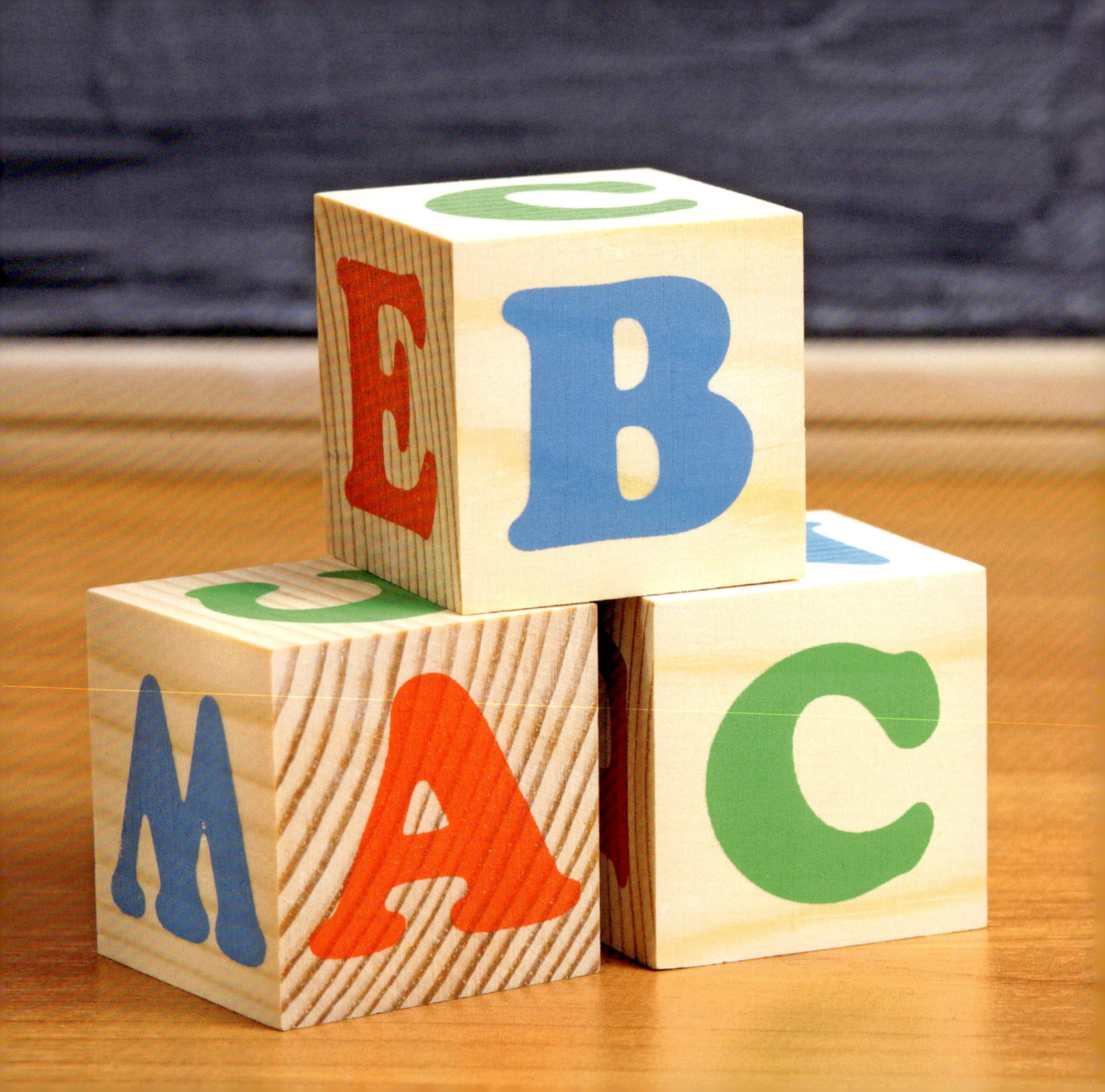
E
B
M
A
C

DEIN GANZES LEBEN LIEGT NOCH VOR DIR.

In ein paar Jahren kommst du in den Kindergarten, dann in die Schule und später erlernst du einen Beruf.
Dass du zielstrebig durchs Leben gehst, Freude am Lernen findest und entdeckst, was für Fähigkeiten und Talente in dir schlummern, das wünsche ich dir.

ES KANN NICHT JEDEN TAG
die Sonne scheinen und ab und an gibt es auch mal Regen oder ein Gewitter.
Dass du dennoch auf der Sonnenseite des Lebens stehst und einen Regenschauer als willkommene Erfrischung empfindest, das wünsche ich dir.

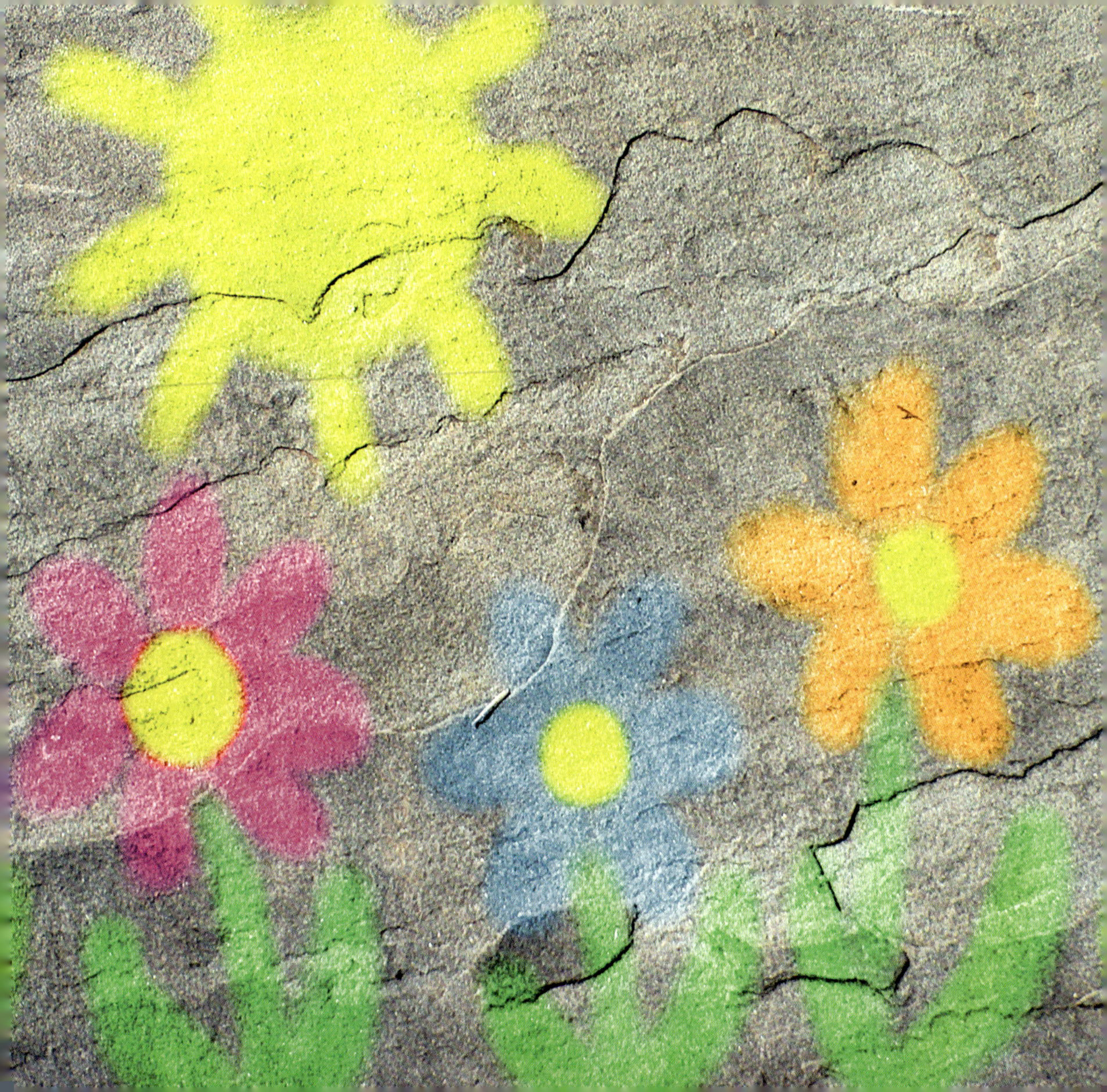

ICH WÜNSCHE DIR ein Zuhause voll Fröhlichkeit und Lachen, das dich stark macht für alles, was dir draußen in der großen weiten Welt begegnet.

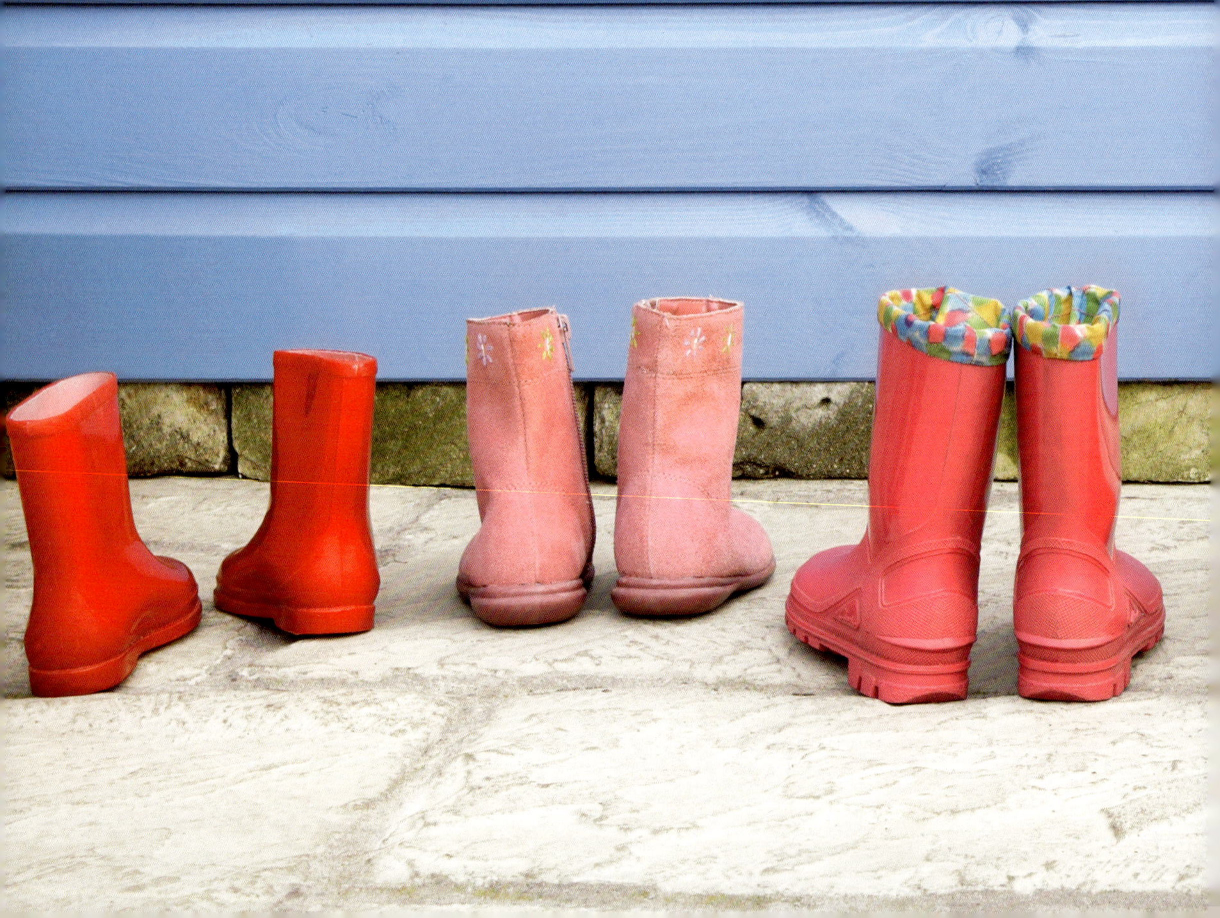

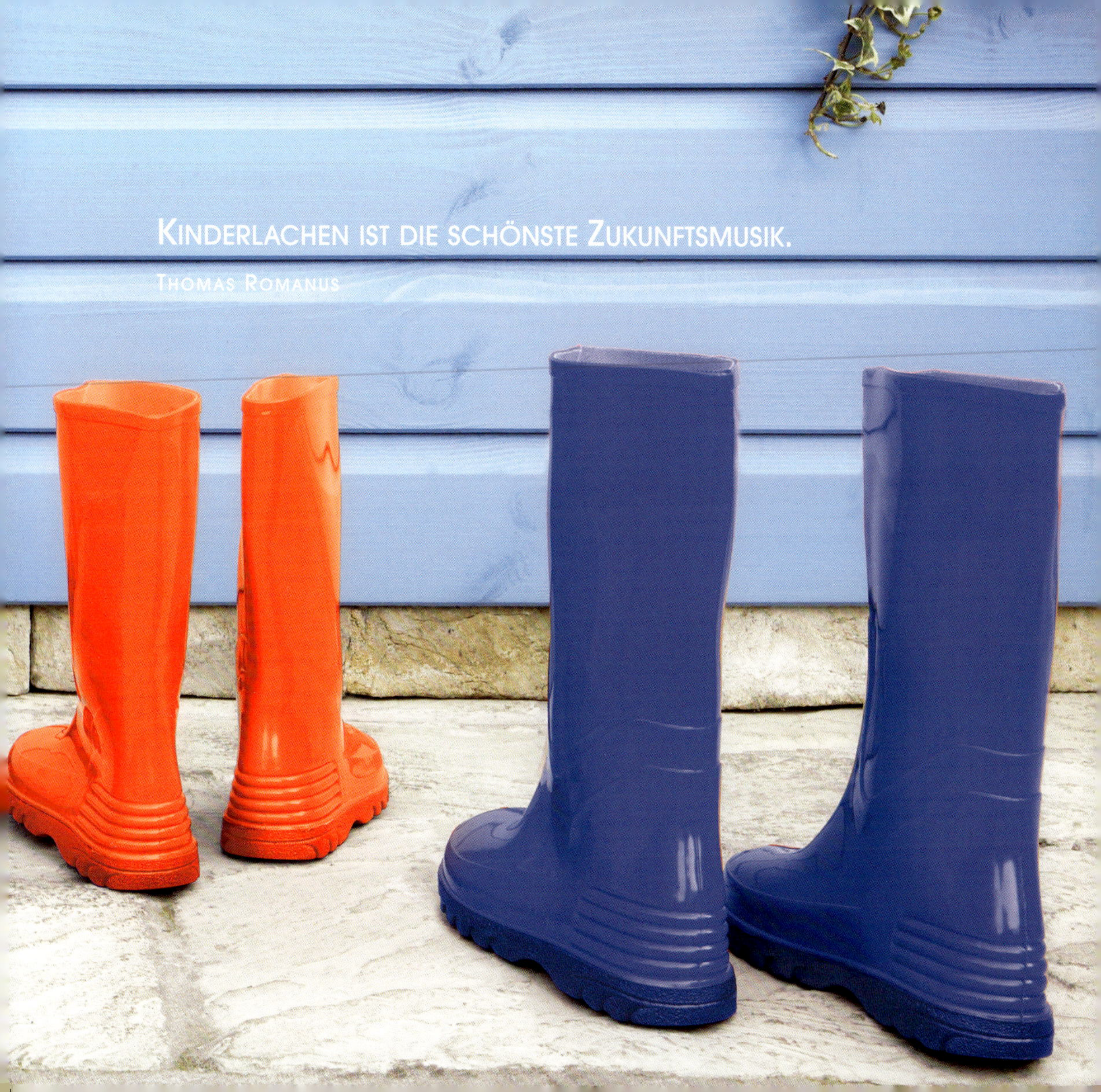

Kinderlachen ist die schönste Zukunftsmusik.

Thomas Romanus

DU KANNST dich stundenlang mit etwas beschäftigen und darüber völlig die Zeit vergessen.
Ich wünsche dir, dass du auch in Zukunft immer wieder Dinge findest, die dir Spaß machen und für die du dich begeistern kannst.

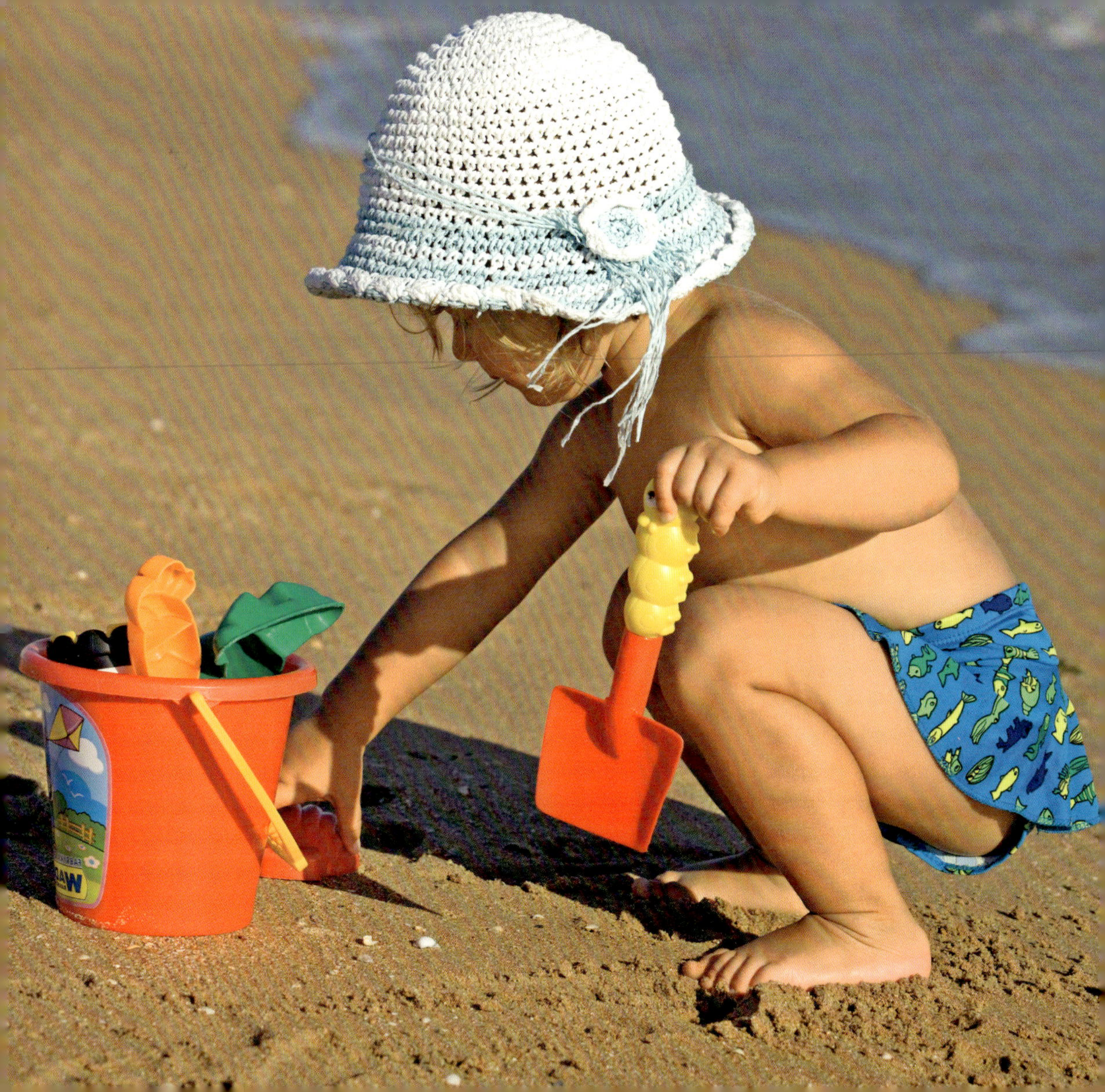

ICH WÜNSCHE DIR eine unbeschwerte Kindheit mit vielen unvergesslichen Momenten, an die du dich später häufig zurückerinnerst und von denen du deinen eigenen Kindern und Enkelkindern gerne erzählst.

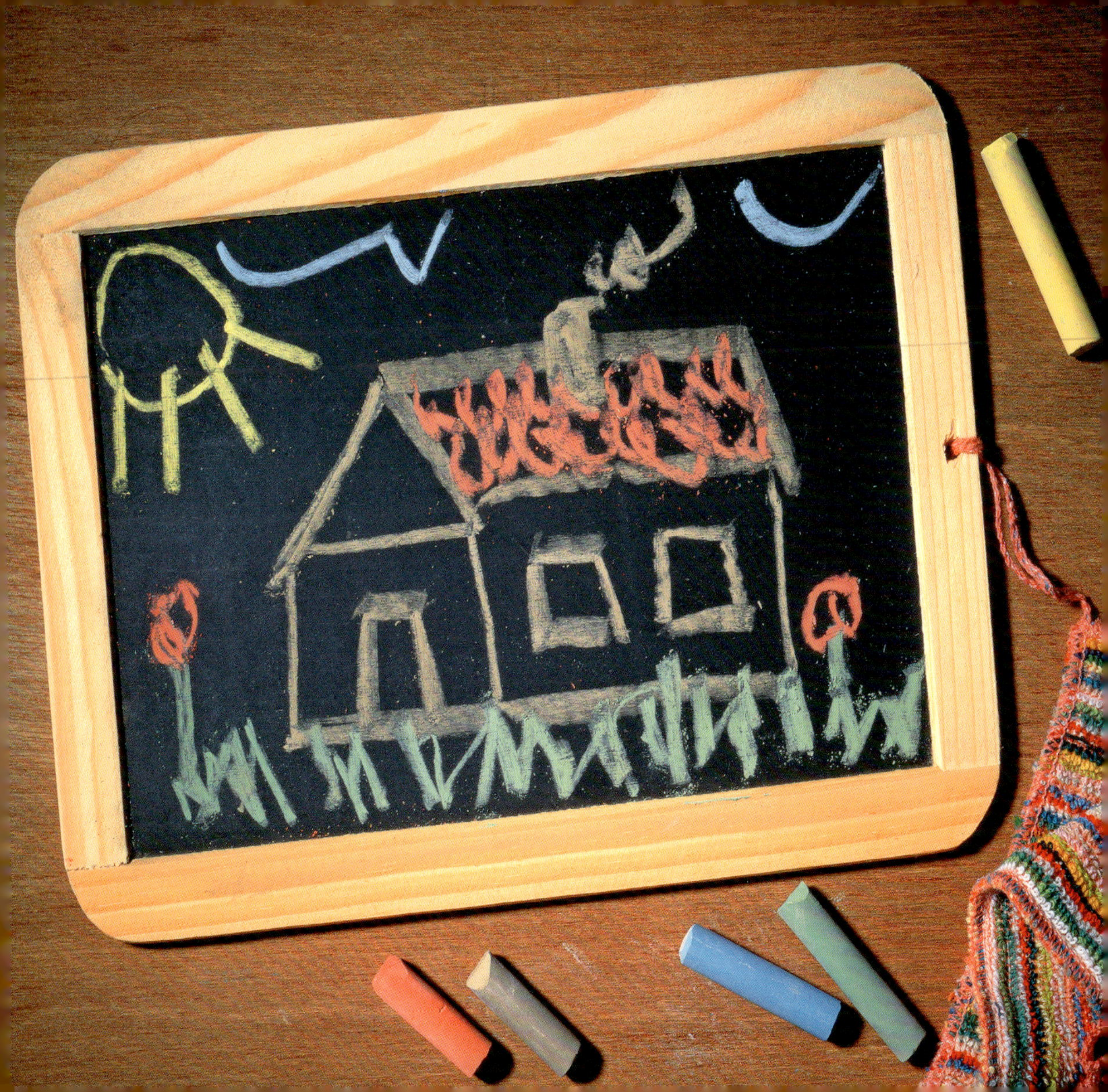

NOCH liegst du im Kinderwagen und schläfst die meiste Zeit. Bald aber wirst du an der Hand deiner Eltern die ersten vorsichtigen Schritte gehen und die Welt um dich herum erkunden.
Dass du immer wieder aufstehst und von vorne beginnst, wenn du mal fällst, das wünsche ich dir.

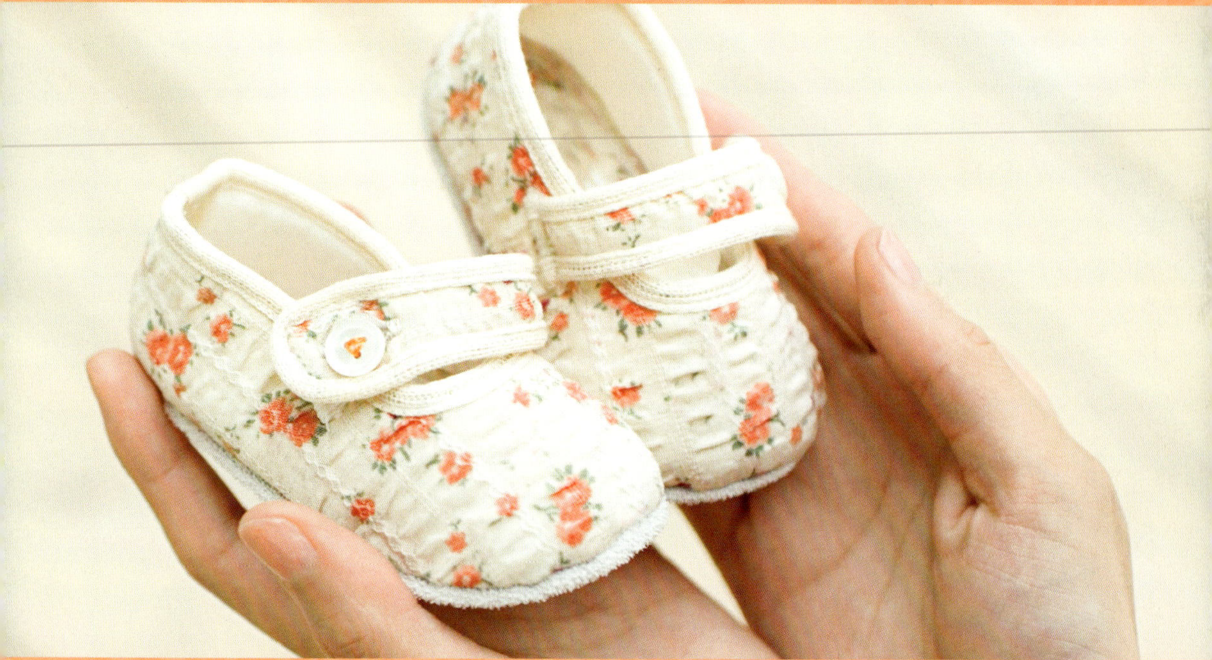

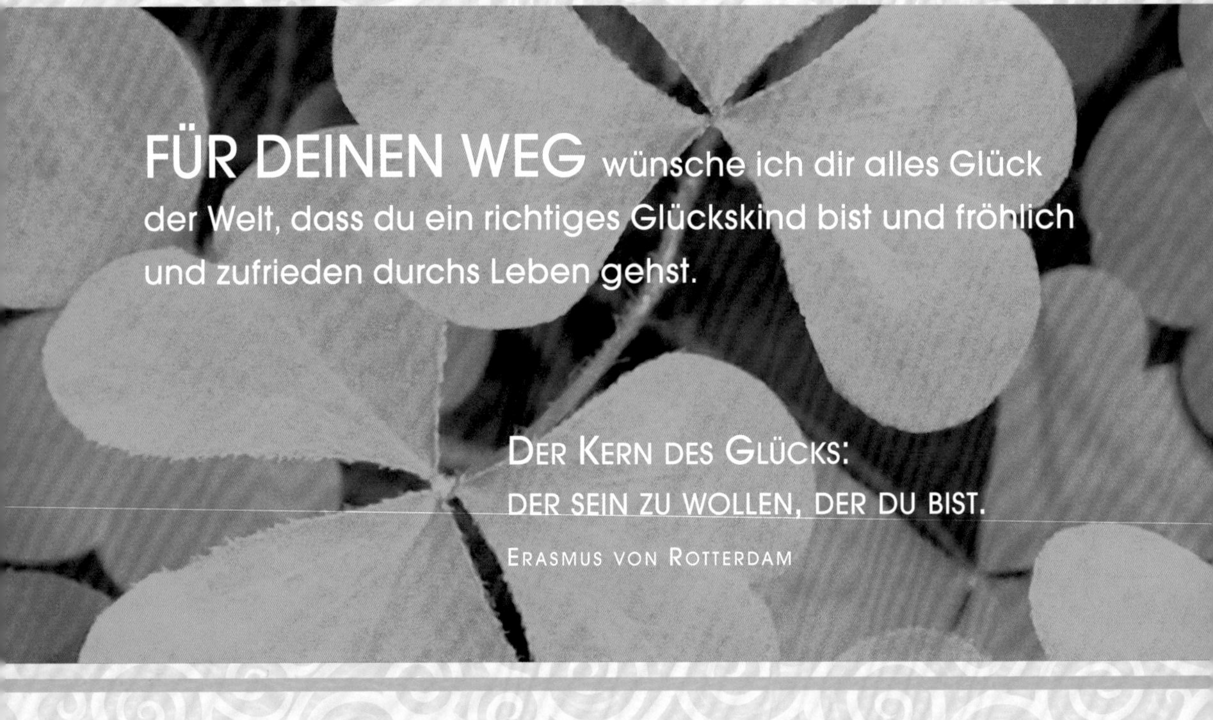

FÜR DEINEN WEG wünsche ich dir alles Glück der Welt, dass du ein richtiges Glückskind bist und fröhlich und zufrieden durchs Leben gehst.

DER KERN DES GLÜCKS:
DER SEIN ZU WOLLEN, DER DU BIST.

ERASMUS VON ROTTERDAM

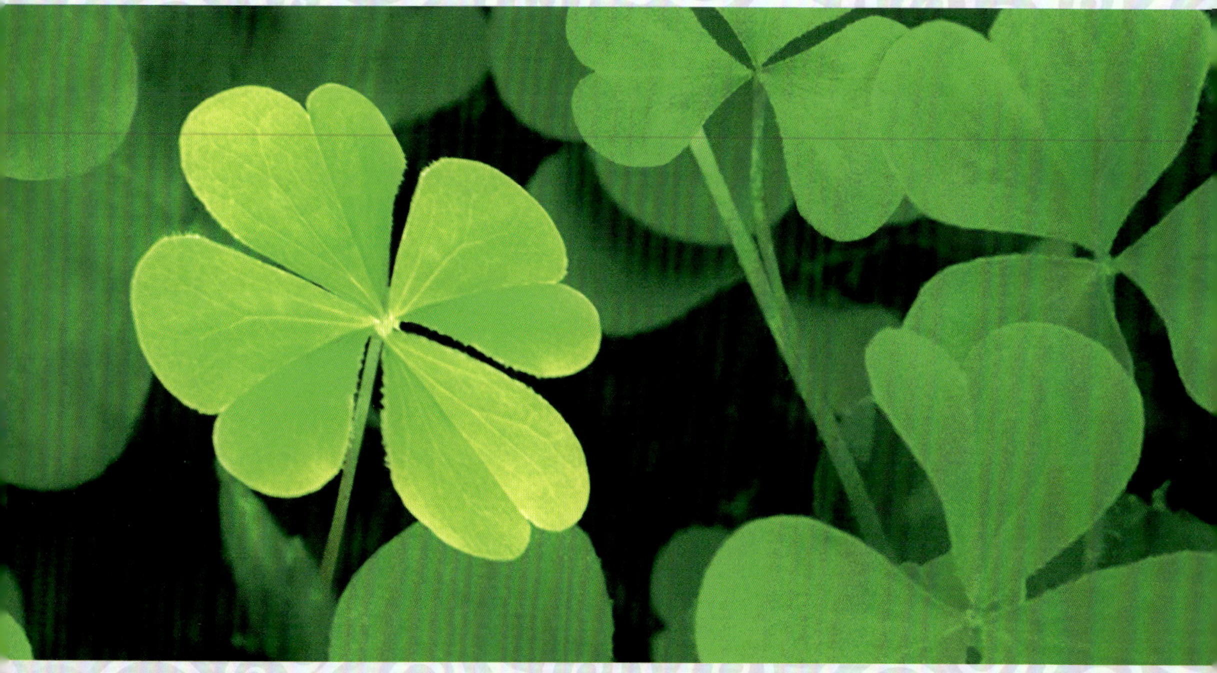

DEINE ELTERN LIEBEN DICH

von ganzem Herzen und sind sehr stolz auf dich.
Dass du deiner Familie auch weiterhin so viel Freude machst,
das wünsche ich euch allen.

LIEBE IST DAS BESTE RÜSTZEUG
FÜR DIE LEBENSREISE.

FRIEDERIKE WEICHSELBAUMER

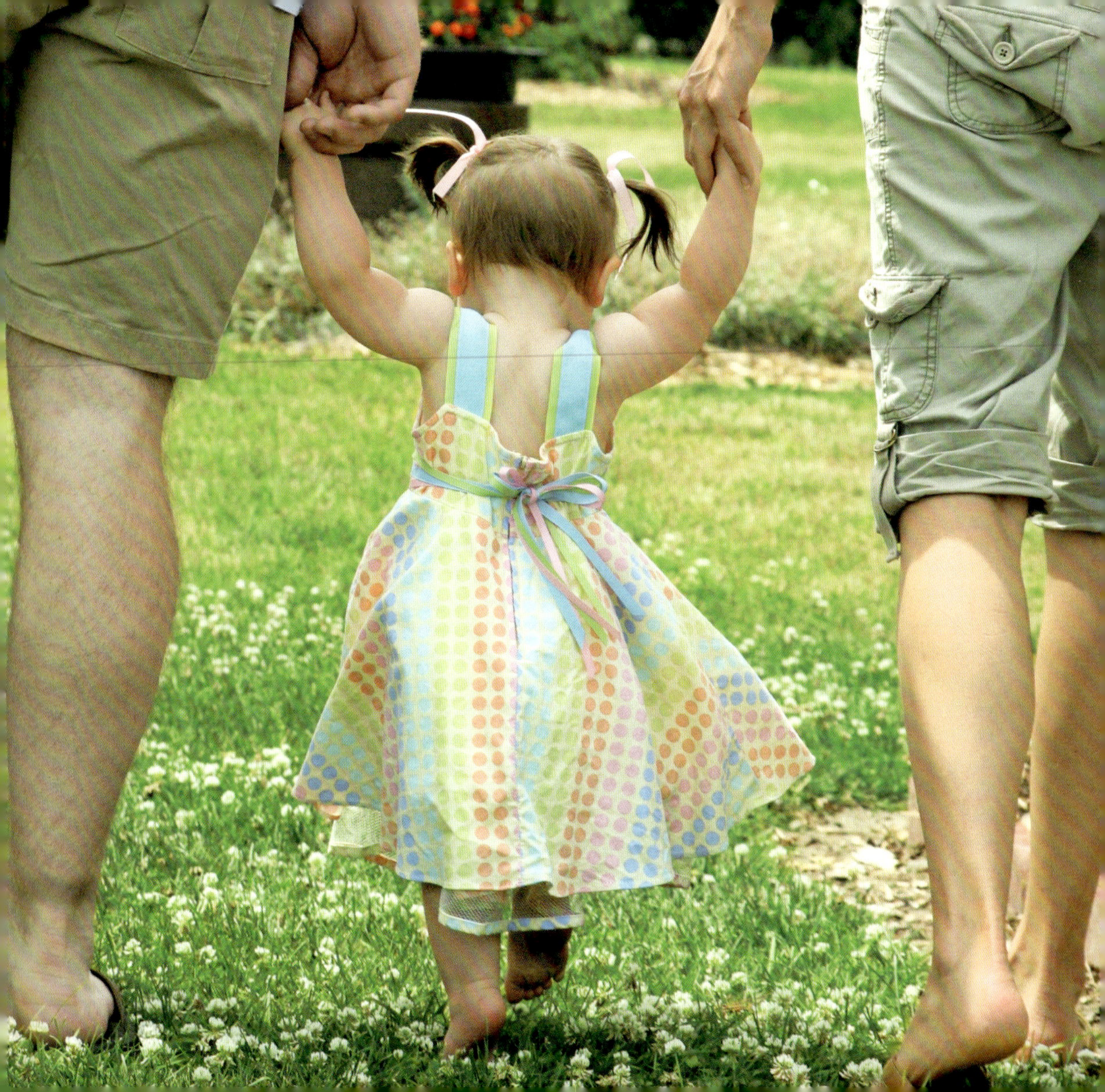

Über die Autorin:
Franziska Siegel, geboren 1971 in Frankfurt a. M., lebt mit ihrem Mann und Töchterchen Louisa in Leonberg bei Stuttgart. Sie ist freiberufliche Werbetexterin und schreibt nebenbei auch Gedichte und Erzählungen.

Bildnachweis:
Titel, Rückseite: Jose Luis Pelaez, Inc./Blend Images/Corbis; S. 3: Marili Forastieri/Digital Vision/Thinkstock; S. 5: Sven Hagolani/Getty Images; S. 6/7: Tsuneo Yamashita/Stockbyte/Getty Images; S. 11, 17, 19, 25, 27, 32/33, 35, 47: iStockphoto/Thinkstock; S. 9: Stockbyte/Thinkstock; S. 12/13: Brand X Pictures/Thinkstock; S. 14/15: mauritius images/West Studios; S. 20/21: iStockphoto/nmaxfield; S. 28/29, 39: Hemera/Thinkstock; S. 23: Rolf Blesch; S. 31: John Kelly/Stone/Getty Images; S. 36/37: Seymour Hewitt/Photographer's Choice/Getty Images; S. 41: Frithjof Hirdes/Corbis; S. 42/43: Image Source/Getty Images; S. 44/45: Burazin/Masterfile.

Textnachweis:
Wir danken allen Autoren bzw. deren Erben, die uns freundlicherweise die Erlaubnis zum Abdruck ihrer Texte gegeben haben.

Idee und Konzept:
Groh Verlag.

ISBN 978-3-86713-510-8

107018-4355-01

Ein Lächeln schenken

Geschenke sollen ein Lächeln auf Gesichter zaubern und die Welt für einen Moment zum Stehen bringen. Für diesen Augenblick entwickeln wir mit viel Liebe immer neue GROH-Geschenke, die berühren.

In ihrer großen Themenvielfalt und der besonderen Verbindung von Sprache und Bild bewahren sie etwas sehr Persönliches.

Den Menschen Freude zu bereiten und ein Lächeln zu schenken, das ist unser Ziel seit 1928.

Ihr

Joachim Groh

GROH